DE LA
PLEURÉSIE CHEZ LES ENFANTS
ET DE LA
THORACOCENTÈSE

DISCOURS

PRONONCÉ DANS LA SÉANCE DU 9 JUILLET 1872

PAR LE

Dr HENRI ROGER

Membre de l'Académie de médecine
Médecin de l'hôpital des Enfants, etc.

PARIS
G. MASSON, ÉDITEUR
LIBRAIRE DE L'ACADÉMIE DE MÉDECINE
PLACE DE L'ÉCOLE-DE-MÉDECINE
1872

DE LA

PLEURÉSIE CHEZ LES ENFANTS

ET DE LA

THORACOCENTÈSE

DISCOURS

PRONONCÉ DANS LA SÉANCE DU 9 JUILLET 1872

PAR LE

Dr HENRI ROGER

Membre de l'Académie de médecine
Médecin de l'hôpital des Enfants, etc.

PARIS
G. MASSON, ÉDITEUR
LIBRAIRE DE L'ACADÉMIE DE MÉDECINE
PLACE DE L'ÉCOLE-DE-MÉDECINE
1872

DE LA

PLEURÉSIE CHEZ LES ENFANTS

ET DE LA

THORACOCENTÈSE

I.

Le champ de la discussion sur la *thoracocentèse* s'est considérablement agrandi, et qui pourrait s'en plaindre, puisque cette déviation du point initial de la question nous a valu les communications les plus intéressantes et les discours des orateurs de l'Académie les plus autorisés et les plus écoutés. Nous sommes aujourd'hui fort loin du point de départ, à savoir *les avantages de la ponction de la poitrine dans les épanchements séreux d'abondance moyenne.* C'est notre collègue M. Béhier qui, digne héritier de la tradition d'un maître illustre (de Trousseau, restaurateur de la thoracocentèse et de la trachéotomie) et voulant utiliser les instruments nouveaux (trois-quarts capillaires et appareils aspirateurs), est venu proposer d'étendre encore les applications de la ponction thoracique : cette opération ne devrait plus, suivant M. Béhier, être réservée seulement aux vastes collections purulentes ou séreuses, mais elle conviendrait aussi « dans tout épanchement caractérisé, si *médiocre* qu'il puisse paraître ».

La solution de ce problème thérapeutique ainsi posé était fort importante pour la pratique, et pourtant il n'a été l'objet que de quelques remarques doctrinales ayant trait à l'influence que la thoracocentèse pourrait exercer sur l'évolution ou même sur la naissance de la tuberculose ; mais M. Béhier ayant, à propos des procédés opératoires, prononcé sans effroi et même avec faveur le mot d'*empyème*, notre éminent collègue M. Jules Guérin a tout aussitôt et fort justement réclamé pour la méthode sous-cutanée de ponction et d'aspiration, et de son côté M. Chassaignac a revendiqué chaleureusement les droits du drainage.

Le traitement chirurgical des épanchements purulents est devenu dès lors l'objet exclusif de la discussion, et même c'est sur le terrain circonscrit du choix à faire entre les différents procédés que les inventeurs se sont rencontrés. Mais, au lieu de se décider en faveur de tel ou tel mode d'opérer, au lieu de vanter une méthode à l'exclusion des autres et de prétendre en faire une application générale, tandis que les indications sont fournies par les cas particuliers, il y avait à élucider une question préliminaire qui est plus importante et plus difficile à trancher, je veux parler de l'opportunité même de la thoracocentèse et de l'appréciation exacte du moment où elle devient nécessaire. Tout le monde est d'accord sur ce point que, dans les épanchements purulents, l'opération est indispensable : or, le diagnostic du pyothorax est-il toujours incontesté? La pleurésie purulente est-elle simple ou compliquée de broncho-pneumonie, comme elle l'est si souvent chez l'enfant ? L'existence du pus étant reconnue, quelle en est l'origine ? La pleurésie est-elle franchement inflammatoire, ou bien n'est-elle pas tuberculeuse ? Qu'elle soit simple ou tuberculeuse, existe-t-il une complication de pneumothorax ? Voilà autant de problèmes parfois très-difficiles à résoudre ; et cependant croit-on que, dans toutes ces circonstances diverses, on doive agir et agir de la même façon ?

Le moment de l'opération, la détermination du point à piquer, la nécessité plus ou moins probable de ponctions renouvelées, et enfin le mode opératoire, l'emploi et la nature des injections ne doivent-ils pas varier selon les cas ? Certes, ce sont là des questions pratiques, des questions plus importantes que celle des trois-quarts gros ou moyens, petits ou capillaires ; que celle des ballons uniques ou doubles ; que celle des seringues, des pompes foulantes et aspirantes (je ne les dédaigne pourtant pas, puisqu'ils peuvent aider à la guérison), de tous ces appareils enfin où la clinique est trop subordonnée à la mécanique, où l'ouvrier de l'esprit s'efface devant l'ouvrier de la main.

M. Gosselin, examinant la curabilité de la pleurésie purulente et recherchant le mécanisme de la guérison après la thoracocentèse, a fait allusion à certains cas heureux où cette guérison aurait été obtenue chez des enfants à l'aide d'une seule ponction. Puis laissant de côté, faute d'observations personnelles, cette question envisagée dans l'enfance, il s'est rejeté sur ce qu'il avait vu et bien vu chez l'adulte. Il m'a semblé que, par cette réserve modeste, M. Gosselin faisait appel aux médecins des hôpitaux d'enfants; et, comme j'ai eu occasion (ainsi que nos collègues MM. Barthez et Bergeron) de voir dans mon service clinique un grand nombre de pleurésies dont plusieurs avaient nécessité la thoracocentèse, je crois être en mesure de répondre à cet appel et de dire ce que j'ai observé sur les jeunes sujets pendant de longues années.

La *pleurésie chez les enfants* diffère de celle des adultes dans ses manifestations subjectives, dans ses formes, dans sa marche, et conséquemment dans son diagnostic et sa prognose : comme ces différences ne sont pas parfaitement connues de tous, malgré quelques bons travaux (ceux de M. Barthez en première ligne), et comme elles doivent commander des différences corrélatives dans le traitement des épanchements pleuraux, je demande la permission de les exposer brièvement et de traiter en particulier de la *thoracocentèse considérée exclusivement dans le jeune âge.*

Pour me conformer à l'ordre de la discussion, je commence par la *pleurésie purulente.*

II.

Chez les enfants comme chez les adultes, l'empyème ne peut guérir que par l'évacuation du pus, spontanée ou artificielle : très-rarement observée chez ceux-ci, la *résorption complète* du liquide épanché n'a pas encore été constatée chez ceux-là.

Dans quelques cas, après la thoracocentèse, une certaine quantité de pus qu'on n'avait pu extraire de la plèvre finit par disparaître (j'ai vu plusieurs faits de ce genre); mais il ne s'agit alors que d'une résorption partielle, possible seulement après plusieurs mois, alors que le travail de sécrétion morbide s'est depuis longtemps arrêté et que la plèvre enflammée a recouvré en partie ses fonctions normales. Au fort du processus phlegmasique, c'est, au contraire, une augmentation du pus et non pas une diminution, même passagère, qui est la règle.

Quant à la résorption totale, on ne saurait l'obtenir. Dans des cas exceptionnels terminés favorablement, la pleurésie s'est présentée sous une forme tellement grave qu'on a pu croire à la purulence de l'épanchement ; mais ce n'est là qu'une présomption plus ou moins fondée. Pour pouvoir affirmer, il faudrait qu'une affection intercurrente emportant le malade plusieurs mois après, la nécropsie révélât l'existence d'un kyste rempli de pus épaissi ; c'est ce qu'il nous est parfois arrivé de constater à l'hôpital : la poche purulente, interposée entre la paroi thoracique et le poumon ratatiné (et qu'on aurait pu prendre pour un abcès pulmonaire), était manifestement le restant d'un empyème ancien, et cette lésion persistante prouvait que si l'empyème est susceptible de réduction, il ne l'est point de disparition complète.

On peut donc dire que la présence du pus dans la plèvre, à elle seule, et quelle que soit la quantité de l'épanchement, est, pour les jeunes sujets, une menace de mort; la terminaison de la pleurésie purulente est, chez eux, presque constamment fatale.

III.

L'*évacuation du pus* (la résorption étant presque impossible) se fait spontanément par deux voies : il y a perforation de la paroi thoracique et formation d'une *fistule cutanée*, ou bien perforation du poumon, ouverture de l'abcès pleural dans les bronches, c'est-à-dire une *vomique* et formation d'une fistule pleuro-bronchique.

La *perforation spontanée de la paroi du thorax* est-elle un mode de guérison qu'on puisse espérer et dispensera-t-elle de ponctionner la plèvre?

M. Chassaignac a montré ce qu'il fallait penser de ces fausses guérisons après l'incision du thorax, racontées par des observateurs peu sévères pour eux-mêmes, et dans lesquelles les opérés conservent une fistule pleuro-cutanée souvent incurable: *à fortiori*, les fistules qui se sont formées spontanément à travers un espace intercostal sont-elles moins susceptibles de se cicatriser parfaitement, et elles donnent lieu à une suppuration intarissable qui jette les enfants dans le marasme et les épuise. Nous ne connaissons pas, chez les enfants, d'exemples de guérison de ces fistules thoraciques si l'art n'est point intervenu.

La nature médicatrice ne fait pas toujours bien les choses: le pus, au lieu de se porter vers le point le plus déclive, peut fuser vers les points les moins favorables à l'écoulement du liquide, de même que, chez l'adulte, on a vu l'abcès aboutir au troisième espace intercostal en avant (siége de préférence d'après M. Cruveilhier), à la région axillaire, et même à la région lombaire. En outre, cette perforation externe, au lieu de s'effectuer par un seul point, se fait parfois en plusieurs : chez une de nos petites malades (Marie D...), l'empyème situé à gauche, datant de huit mois, était sur le point de se vider spontanément par trois points fluctuants, au niveau des cinquième, sixième et septième espaces intercostaux en avant, et c'est sur la tumeur la plus saillante que je pratiquai la paracentèse.

Rationnellement il n'est pas impossible qu'un abcès pleural, à ouvertures multiples, se vide et se cicatrise comme celui qui n'en a qu'une; mais après combien de temps et combien d'épreuves! Le plus souvent, l'enfant n'aura pas la force de résister à l'abondance de la suppuration.

La chance d'une fistule pleuro-cutanée incurable en sera doublée ou triplée, ainsi que celle d'une terminaison mortelle par épuisement de l'organisme. — Sans aucun doute, la ponction de la poitrine faite par le chirurgien au moment opportun, en un point unique, au point le plus favorable, et suivie d'injections modificatrices, amènera plus sûrement la guérison, et les procédés artificiels seront plus efficaces que le processus naturel.

IV.

La nature emploie un autre mode de guérison, la *vomique,* et l'on peut se demander si, dans un cas donné de pleurésie purulente, il ne vaudrait pas mieux attendre cette terminaison que de ponctionner hâtivement la poitrine. J'ai recueilli en effet et observé quelques exemples de vomique, où la guérison a été obtenue et parfois en moins de temps qu'après l'opération. Cependant les succès, et surtout les succès prompts, ne sont pas communs: Heyfelder dans son travail sur l'empyème ne cite qu'un seul fait de vomique terminé heureusement; M. Cruveilhier a rapporté dans le *Dictionnaire de méd. et chir. pratiques*, 1re édit., le cas très-intéressant d'un enfant de douze ans, qui était atteint d'un ancien épanchement pleurétique, et qui, parvenu au dernier degré du marasme, guérit après une vomique purulente.

Un fait pareil avait été observé par mon regretté maître et ami Blache, sur un enfant de quatre ans qui allait être opéré lorsqu'il eut tout à coup une abondante expectoration de pus: l'amélioration fut soudaine, et la guérison assez rapidement obtenue ne se démentit point. — Deux succès ont été pareillement mentionnés par MM. Rilliet et Barthez. — Je dois au docteur Duboué (de Pau) l'observation d'un garçon de six à sept ans qui, vers le troisième ou le quatrième mois d'une pleurésie purulente, rendit une quantité considérable de pus; six semaines à deux mois après, la guérison était complète (le tannin avait été administré à haute dose).

Mais cette terminaison favorable est loin d'être la règle, et à côté de ces faits heureux, j'en ai recueilli qui ont été funestes.— Le premier cas est relatif à un garçon de cinq ans qui, après avoir présenté des symptômes de phthisie pulmonaire, fut pris de pleurésie purulente: celle-ci se termina par vomique et l'enfant succomba néanmoins. — Le second fait concerne un petit garçon âgé aussi de cinq ans, qui était entré dans mon service à l'hôpital pour une pleuro-pneumonie droite; tandis que la phlegmasie pulmonaire cédait rapidement, la pleurésie restait caractérisée par un épanchement à la base, lorsque, deux jours après le début d'une rougeole, le malade rendit par la bouche du pus en abondance: trois jours plus tard, je constatai des signes de pyopneumothorax, et la position s'aggrava très-vite. Le cinquième jour après cette vomique, le petit malade était emmené mourant.

Une troisième observation est celle d'une fille de neuf ans qui, après avoir présenté, pendant deux années, des signes de pleurésie droite, fut prise, sous nos yeux, d'une abondante expectoration purulente sous forme de vomique. Après de nombreuses alternatives de mieux et de pire, la malade fut atteinte de complications broncho-pulmonaires et succomba aux accidents d'une gangrène du poumon.

Voici un dernier fait bien curieux, où la guérison fut obtenue après l'incision d'un abcès du thorax communiquant avec un épanchement purulent, incision qui n'empêcha point la formation d'une vomique.

Une fillette de quatorze ans (Ferrand Berthe) présentait, à son entrée à l'hôpital, les signes d'une pleurésie droite avec épanchement considérable. La coexistence de symptômes douteux de phthisie pulmonaire me faisait hésiter sur l'opportunité de la thoracocentèse, quand, après cinq semaines, apparut un abcès vers le sixième espace intercostal. L'incision donna issue à une quantité modérée de pus dont l'écoulement ne se tarit point. Cinq jours plus tard se fit une vomique assez abondante (près d'un crachoir de pus, rendu en deux fois), et il y eut par suite un notable amendement dans l'état général et local. L'expectoration purulente continua pendant près de deux mois, puis elle cessa, tandis que l'écoulement par la fistule se prolongea près de cinq semaines encore. La guérison fut définitive après un séjour de près de quatre mois à l'hôpital.

Le petit nombre de guérisons après vomique commande donc une intervention préalable, et celle-ci est d'autant plus indiquée que l'évacuation du pus par la bouche est généralement tardive: si elle s'est montrée quelquefois, chez des adultes, du quinzième au vingtième jour, ainsi que Trousseau le professait; si, dans un des faits précités, elle s'est opérée après six semaines, dans d'autres cas, au contraire, elle s'est fait attendre plusieurs mois et même plus d'une année (deux ans, dans une de nos observations).

Il est d'ailleurs d'autant plus nécessaire d'agir que, d'une part, cette perforation interne peut ne pas se faire, et d'autre part, quand elle s'effectue, la mort n'en a pas moins lieu fréquemment.

Vaut-il mieux, en définitive, dans l'abcès pleural, en attendre l'ouverture naturelle, avec l'espoir qu'elle sera plus innocente, ou bien, au contraire, prévenir par une ouverture artificielle les dangers de ce nouvel incident? C'est le même problème qui se pose, alors qu'il s'agit de se décider pour un traitement actif ou pour l'expectation dans les vastes abcès internes, ceux, par exemple, de la fosse iliaque.

Une question plus délicate est celle de la conduite à tenir dans les cas où la vomique s'étant produite, la collection purulente persiste. Le pus étant évacué incomplétement ou se formant de nouveau, faut-il alors pratiquer une contre-ouverture au moyen d'une ponction ? Quelles objections pourrait-on faire à cette opération? Il n'y a plus à redouter l'entrée de l'air, puisqu'elle est inévitable et déjà effectuée par suite de la fistule pleuro-bronchique. Par contre, dans la vomique, il y aura stagnation forcée de cet air à cause de la disposition sinueuse des parties traversées, tandis qu'après la ponction le gaz pourra circuler librement et se renouveler; de plus, il deviendra possible de pratiquer des lavages et des injections médicamenteuses, et même, grâce à ce dernier moyen, on obtiendra peut-être la cicatrisation de la fistule pulmonaire, l'injection permettant parfois d'en modifier les surfaces : c'est ainsi que, dans l'observation rapportée par Trousseau, on vit avec étonnement les liquides injectés dans la plèvre (la teinture d'iode) reparaître dans la bouche du petit malade.

Ce qui prouve du reste que les inconvénients de l'introduction de l'air dans l'empyème ont été exagérés, c'est que l'on a observé des cas de guérison après l'établissement de cette espèce de séton dont le premier orifice avait été fait par la nature et le second par le chirurgien.

Toutefois, à l'égard du traitement consécutif à la formation d'une vomique, on ne saurait poser de règle absolue: si l'abcès s'est vidé à peu près complétement; si, l'auscultation ne révélant aucun signe de pyopneumothorax, le malade est soulagé; si des phénomènes généraux graves ne surviennent pas, et si, en même temps que ce mieux se montre et persiste, l'expectoration purulente diminue par degrés, le chirurgien peut s'abstenir; il doit intervenir dans le cas contraire. Un auteur allemand (Bartels) a affirmé que la guérison en devenait beaucoup plus certaine, et il a même fait un précepte général de cette thoracocentèse ultérieure.

Ce qui commande l'opération, c'est l'évolution des phénomènes morbides, c'est la marche suivie par l'épanchement : il faut, avant tout, que le liquide puisse s'évacuer largement, et rien n'est mieux démontré que cette nécessité de l'écoulement du pus à travers la fistule pleuro-bronchique. Lorsqu'en effet on a trop tardé à ponctionner la plèvre distendue par le liquide, ou quand le pus qui se reforme n'a pas une libre issue, l'effort naturel d'évacuation par les bronches se fait nonobstant. C'est alors une vomique qui vient s'ajouter à la ponction: c'est ce qui est arrivé dans le fait rapporté par Legroux, et pareille chose s'est produite également dans un cas publié par M. Gouraud où, dix jours après une thoracocentèse qui avait fourni 250 grammes de pus, on vit une expectoration purulente presque aussi abondante (150 grammes environ) débarrasser complétement la petite malade : la guérison, et une guérison stable, résulta de cette évacuation.

V.

Que le médecin ne se fie pas trop à la nature dont il ne saurait prévoir sûrement les tendances salutaires ou funestes : les jeunes sujets qui résistent moins que les adultes aux accidents de la pleurésie purulente résisteront moins aussi à la suppuration prolongée qui suivra la perforation thoracique ou la perforation pulmonaire spontanées. De là l'opportunité d'une opération précoce.

Autre motif d'intervention active : la pleurésie purulente est fréquemment sous la dépendance de la tuberculose, et pareillement elle peut l'engendrer : chez les enfants où tout est occasion d'éclosion tuberculeuse, où toute souffrance, toute débilitation de l'économie, peuvent en être la cause déterminante, il faut choisir, dans les moyens thérapeutiques, ceux qui débarrasseront le plus vite l'organisme des dangers immédiats et secondaires de la purulence.

Il faut opérer dès que l'on constate l'existence d'une pleurésie purulente, et même dès qu'on a des données suffisantes de *diagnose* exacte. — Ces données, qui sont quelque peu différentes pour le pyothorax des jeunes sujets, je vais les rappeler.

Chez les enfants, il peut y avoir déjà présomption de purulence d'après les circonstances étiologiques : ainsi les empyèmes nous ont paru plus fréquents dans les premières années de la vie qu'aux autres âges ; c'est un fait qui ressort de nos recherches, de sorte que si une pleurésie à symptômes véhéments se manifestait chez un enfant de deux à trois ans, il faudrait craindre plutôt une collection purulente.

On sait aussi que les pleurésies qui surviennent dans les fièvres éruptives sont plus volontiers des empyèmes : Trousseau, qui a d'ailleurs exagéré cette influence, a rapporté trois exemples de suppuration de la plèvre consécutive à la scarlatine. — On sait encore que dans la pleurésie tuberculeuse, l'épanchement qui est parfois séreux et de résolution facile, est d'autres fois purulent, et une plus grande fréquence de la tuberculose dans l'enfance entraînera une plus grande fréquence corrélative du pyothorax.

Dans la forme aiguë de la pleurésie infantile, c'est par la violence des désordres fonctionnels que l'on soupçonne la purulence de la collection : le pouls monte à 130, 150 et plus ; la chaleur fébrile atteint les maxima de la pneumonie (40 et 41 degrés) ; le teint est d'un pâle mat ou jaunâtre avec rougeur plaquée des pommettes comme dans les fièvres de suppuration, et le facies est altéré comme dans les affections les plus graves.

Le pus se sécrète avec une rapidité extrême, si bien que l'épanchement qui remplit en vingt-quatre ou quarante-huit heures toute une plèvre peut être déclaré purulent. — Dès le deuxième ou le troisième jour, le côté malade présente déjà une dilatation visible avec effacement, puis saillie des espaces intercostaux. La voussure est promptement très-marquée, surtout à la région cardiaque (comme s'il y avait péricardite). — De la clavicule à la base du thorax, la matité est absolue (chez les enfants cette matité est bien plus généralement un signe de pleurésie que de pneumonie), et la ligne verticale de la matité dépasse l'axe médian du sternum de 1 à 2 centimètres. — A l'auscultation, on constate du souffle bronchique, surtout dans la moitié supérieure et en arrière, souffle sans rhonchus et ordinairement lointain ; le murmure vésiculaire est aboli, et l'on sent à l'oreille que, malgré les inspirations hautes et pénibles, le poumon reste immobile. — Le cœur est fortement repoussé à droite : il bat dans le creux épigastrique ou même sous les fausses côtes et jusqu'au mamelon droit, l'impulsion et les bruits cardiaques étant, en ces points, à leur maximum. Cette ectopie du cœur est très-importante pour la sémiotique, car on ne la rencontre pour ainsi dire jamais que dans les pleurésies; et si j'avais eu l'attention bien fixée sur ce point, je n'aurais probablement pas pris pour un empyème, comme je l'ai fait récemment, une dilatation excessive des bronches à symptômes tout à fait insolites.

Dans quelques cas, c'est l'absence de rémission dans les symptômes du début qui peut faire présumer la purulence : l'amendement qui d'ordinaire se montre après trois ou quatre jours d'ascension graduelle, est à peine sensible; la douleur, la dyspnée, persistent; il y a, le soir, des exacerbations fébriles avec frisson ; la température qui avait baissé à 39 degrés, à 38°,5, s'exalte de nouveau et donne des variations en rapport avec la fièvre qui prend la forme hectique.

Ces caractères de l'hecticité sont marqués surtout dans les cas d'empyème chronique ; et, lorsqu'on n'a pas assisté à l'évolution des symptômes, on peut croire qu'il s'agit d'une de ces formes de la tuberculose pulmonaire où tout un poumon est envahi par des masses caséeuses rapidement confluentes. On est confirmé dans cette erreur par l'aspect du petit malade, sa pâleur, son amaigrissement, par un léger œdème de la face et par la conformation particulière des doigts (spatulés, hippocratiques). On ne songe point alors à la thoracocentèse, et, quand les enfants succombent, on trouve à l'autopsie une pleurésie purulente absolument simple, avec splénisation du poumon longtemps comprimé par le pus, mais sans tubercules aucuns ni dans son parenchyme, ni même dans les ganglions bronchiques. Une thoracocentèse pratiquée à temps aurait été incontestablement utile.

Aussi, pour peu qu'il y ait doute, on devra avoir recours à une ponction exploratrice au moyen du trois-quarts capillaire : ou l'enfant va succomber, miné par la cachexie tuberculeuse, et une ponction dans un poumon si profondément altéré n'ajoutera rien à la gravité de son état; ou bien, au contraire, cette ponction, manifestant la présence du pus dans la plèvre, est l'indication précise d'une opération qui pourra sauver le malade.

VI

Je suppose maintenant que le diagnostic de la pleurésie purulente est certain : l'opération est urgente et on l'a décidée; avec quelle chance de succès va-t-on la pratiquer? Autrement dit, quelle est la *curabilité comparée du pyothorax aux différents âges?*

Il semblerait résulter des observations invoquées par M. Gosselin que la curabilité de la pleurésie purulente, après la thoracocentèse, est, d'une manière générale et abstraction faite des cas particuliers, plus grande chez les enfants que chez les adultes : mais, après avoir relu mes observations et consulté celles des autres, je ne crois pas que les résultats diffèrent d'une manière notable aux divers âges et que l'enfance jouisse d'aucun privilége à cet égard.

M. Guinier indique bien que sur un chiffre de 31 thoracocentèses pratiquées chez des enfants « on comptait 6 fois plus de succès que d'insuccès »; mais cette statistique trop consolante a été dressée d'après des faits empruntés à divers auteurs, et elle a le tort de confondre les pleurésies simples avec les empyèmes. Les chiffres de Bowditch, qui portent sur le pyothorax seulement, sont bien moins favorables (7 guérisons contre 17 morts pour 24 opérés, enfants ou adultes). — J'ai été plus heureux, puisque sur 6 cas de pleurésies purulentes traitées par la ponction, je compte 3 succès : mais je ne me dissimule pas que ma statistique est insuffisante, à cause du nombre restreint des observations.

Les faits authentiques de guérison ne sont rien moins que fréquents, et des cures exceptionnelles ne sauraient guère modifier la sévérité du pronostic de l'empyème dans le premier âge.

Les raisons qui ont fait croire à une bénignité relative de l'affection sont plutôt théoriques : on a pu dire que, chez les jeunes enfants, la souplesse des parois thoraciques et l'élasticité des côtes sont des conditions propices à l'ampliation, puis à la rétraction ultérieure de la poitrine; on a pu invoquer l'activité pulmonaire plus grande, l'intégrité presque constante du système circulatoire (les maladies chroniques du cœur et surtout celles des vaisseaux sont rares aux commencements de la vie), pour en conclure à une compression moindre du poumon par le liquide et par suite à une hématose moins entravée. En réalité, chez l'enfant, le poumon récupère vite son ampliation après la thoracocentèse, et il est également vrai qu'on voit assez souvent un côté, dilaté par un vaste épanchement et déformé, revenir sur lui-même après l'évacuation du pus, se rétracter fortement, puis le thorax reprendre au bout de quelques mois, de quelques semaines, sa configuration normale; oui, voilà des conditions anatomiques qui semblent favorables ; mais, dans une pleurésie purulente, ce n'est pas le fait matériel de la collection liquide qui constitue la maladie; la quantité de cette collection n'est qu'une circonstance aggravante par la gêne mécanique apportée à l'ampliation du poumon ; c'est dans la nature bien plus que dans l'abondance du liquide que réside le danger; c'est le poison morbide qui menace directement de frêles existences. Qu'importent certaines conditions physiques peut-être meilleures, si les conditions pathologiques sont pires : or la faiblesse constitutionnelle des très-jeunes sujets les expose presque sans défense aux influences nuisibles, et les enfants bien moins que les adultes, pourront échapper aux mortelles conséquences de l'infection putride.

Je dois ajouter que, chez les très-jeunes sujets, les associations morbides sont fréquentes : ce n'est pas, comme aux autres âges, un organe seul qui est malade ; c'est le système respiratoire en entier. Et, par exemple, les pleurésies purulentes aiguës sont toujours compliquées de bronchites et très-souvent de pneumonie et même de pneumonie double. Chez une petite fille dont j'ai publié l'observation, la pleurésie purulente était compliquée de pneumonie, et la position de l'enfant était si grave le jour de ma première visite, que je remis à quarante-huit heures l'opération, dans la crainte de ne pouvoir l'achever impunément.

Ces jours ci, je voyais, avec deux distingués confrères, M. le docteur Perrin et M. Bardet (de Dreux), une petite fille âgée de deux ans et demi qui était affectée simultanément d'une pleurésie purulente à gauche et d'une double broncho-pneumonie; la rapidité avec laquelle l'épanchement s'était formé, son abondance manifestée par les signes ordinaires, et l'intensité des troubles fonctionnels nous firent penser qu'il s'agissait d'un empyème : une première ponction pratiquée avec un trois-quarts capillaire et par aspiration donna issue à 250 à 300 grammes de pus non fétide; l'amélioration fut notable, mais le pus se reproduisit vite; après un septénaire, une deuxième ponction, pratiquée de la même manière, fournit environ un litre de pus d'une odeur alliacée insupportable; le lendemain, du tintement métallique fut entendu, en même temps que le côté gauche du thorax donnait à la percussion du bruit d'airain, et, par la succussion, le bruit de flot; évidemment il s'était fait une perforation pulmonaire, et la succession des lésions anatomiques avait été probablement la suivante : un point de gangrène superficielle avait déterminé d'abord un pyothorax, puis une dizaine de jours après, un pyopneumothorax lors de la chute de l'eschare. Les précautions prises pour empêcher l'introduction de l'air et la certitude de n'avoir pas lésé le poumon avec le trois-quarts, puisqu'il ne se manifesta aucun accident immédiat, démontrent qu'il s'agissait réellement d'un pyopneumothorax spontané.

Le péril, après comme avant la thoracocentèse, croît en raison directe du plus jeune âge des petits malades : chez les enfants au-dessous de trois ans, la pleurésie purulente est presque toujours mortelle : sur une série de 13 cas de ponction que j'ai pratiquée pour empyème, trois fois l'opération a été faite sur des enfants au-dessous de la troisième année, et tous les trois sont morts. Sur ce même chiffre de 13 opérés, j'ai obtenu la guérison cinq fois, c'est-à-dire dans plus d'un tiers des cas : le plus jeune des guéris avait sept ans et les autres étaient âgés de huit à quinze.

Cette mortalité considérable n'a rien qui doive surprendre, si l'on se rappelle que l'évacuation du pus ne met pas fin à la maladie; que le plus souvent, peu de jours après l'opération, parfois dès le lendemain, la collection se reforme et se reproduit ensuite à plusieurs reprises : enfin qu'à travers la fistule naturelle ou artificielle il se fait un écoulement de pus incessant qui atteint, chez certains malades, des proportions énormes. C'est ainsi que chez un petit malade de Trousseau (*Bull. Soc. hôp.*, 1865, p. 103) la quantité totale de pus éliminé fut évaluée à 40 kilogrammes.

Même dans ces conditions défavorables on trouve cependant quelques cas de guérison chez des enfants très-jeunes : Kussmaul (*Arch. für klinische Medicin*, vol. IV, 1868) a rapporté une observation de pyothorax survenu chez un enfant d'un an et demi, avec un ensemble de symptômes très-graves, et pourtant l'opération de l'empyème amena une guérison définitive.

M. Maurice (de Versailles) a publié un fait analogue : l'enfant avait vingt-sept mois; trois ponctions furent nécessaires; à la troisième on plaça une canule à demeure, on fit des injections iodées, et grâce à cette médication le petit malade se rétablit complétement (*Bull. Soc. méd. hôp.*, 1857.) — Une observation de guérison chez un enfant plus jeune encore, âgé de douze mois, est due à M. Guinier (*Gaz. hôp.*, 20 avril 1865).

Le plus curieux de tous ces faits heureux est celui dont notre collègue, M. Barthez, nous a rendus témoins, M. Bergeron et moi.

C'était un petit garçon de sept mois qui fut pris, en pleine santé, de pleuro-pneumonie très-intense; le retour d'accidents sérieux après un léger amendement vers le huitième jour, et les signes physiques prédominants de la pleurésie firent diagnostiquer un empyème. Après cinq semaines environ depuis le début, une première thoracocentèse fut pratiquée avec un petit trois-quarts; puis une seconde, une quinzaine de jours plus tard, avec le bistouri ; on plaça tout de suite dans la plaie un tube de caoutchouc et l'on fit des injections iodées deux fois par vingt-quatre heures. Après trois mois pendant lesquels l'enfant, qui ne cessa pas de prendre le sein, résista aux plus graves accidents (abcès deltoïdien, fonte purulente de l'œil en quarante-huit heures), on put ôter la canule; et, un mois plus tard, la guérison était parfaite, sans déformation sensible du thorax.

Toutefois ces succès obtenus chez d'aussi jeunes sujets ne sont que d'heureuses exceptions, et, dans la majorité des cas, le faible organisme de l'enfant, épuisé par d'abondantes suppurations, ne peut supporter des déperditions aussi considérables et aussi prolongées.

VII.

Y a-t-il chez les enfants des cas plus heureux, où *une seule ponction* aurait suffi pour amener une guérison radicale de la pleurésie purulente? M. Gosselin est porté à le croire, d'après ses lectures, et certains observateurs avancent même que ces guérisons seraient nombreuses. Nous croyons qu'il y a eu de la part de nos honorables confrères erreur d'interprétation. N'ayant pas eu, pour ma part, la chance de rencontrer des faits aussi favorables, c'est vainement que j'en ai cherché dans les auteurs; ni M. Verliac, ni M. Voyet, dans leurs excellentes thèses, n'en rapportent un seul exemple qui soit incontestable.

Deux observations seraient consignées dans le travail de M. Marcowitz; mais en les relisant avec attention, on voit qu'il s'agit, dans le premier de ces faits (observation précitée) d'une fillette de quatre ans et demi chez laquelle on pratiqua la thoracocentèse après trois mois de pleurésie; elle guérit à la vérité sans ponction nouvelle, avec une déformation de la poitrine qui disparut au bout d'un mois : mais chez cette petite malade une vomique se déclarait huit jours après la ponction de la poitrine, et cette terminaison favorable a dû avoir une grande part dans la guérison, puisqu'en certains cas la vomique est un mode de curation spontanée du pyothorax.

Le second fait est un peu plus valable : Il s'agit (obs. 18, p. 100) d'un garçon de quatre ans et demi, atteint de pleurésie droite depuis plusieurs mois, et qui se présenta à l'hôpital avec tous les signes d'un épanchement abondant de mauvaise nature. On fit la thoracocentèse; environ un litre de pus s'écoula par la canule et l'on estima à un demi-litre la quantité restante; la plaie fut refermée. Les jours suivants, l'épanchement parut augmenter; mais bientôt l'auscultation et la percussion montrèrent qu'un travail de résorption rapide avait fait disparaître presque complétement la collection. Un mois après l'opération, « l'enfant *pouvait être considéré comme guéri* ».

Une troisième observation, celle de Hamilton Roë, paraît assez positive. C'est l'histoire, trop abrégée, d'un garçon de douze ans, qui était affecté de pleurésie gauche avec déplacement du cœur à droite; il n'y avait pas de signes de tubercules. « Un petit trois-quarts fut plongé dans la plèvre et l'on en retira une demi-pinte de pus. Les symptômes graves s'amendèrent rapidement et l'enfant alla mieux. » — H. Roë tire, d'ailleurs, de ses recherches la conclusion que dans l'empyème récent la ponction est beaucoup plus utile que dans l'empyème chronique.

Ces *faits nombreux*, chez les enfants, de guérison après une ponction unique (et il va sans dire qu'on ne rangera pas dans cette catégorie les cas où la ponction fut unique, parce qu'on plaça immédiatement dans la plaie une canule à demeure), ces faits qui prouveraient assurément la gravité moindre du pyothorax dans le jeune âge, où sont-ils donc? Je n'en trouve, en cherchant bien, qu'un ou deux, et si l'on voulait en déduire un précepte thérapeutique, ce serait une base par trop étroite.

Une simple ponction, qui suffit souvent à la guérison dans les pleurésies séreuses, sera presque toujours insuffisante dans l'empyème. Dans tous les faits que j'ai eus sous les yeux (sauf peut-être un seul dont il sera question tout à l'heure), l'épanchement s'est constamment reproduit et a nécessité, soit une ou plusieurs ponctions, soit l'établissement d'une fistule pleurale artificielle, même quand la maladie était récente et se comportait comme une phlegmasie franche. — A plus forte raison une seconde opération serait-elle nécessaire dans les cas où la collection purulente s'est formée sous l'influence d'une maladie infectieuse, dans ceux où elle est symptomatique de la tuberculose, et principalement dans ceux où l'empyème est chronique et dure depuis des mois.

Obtiendrait-on plus facilement la guérison, après une ponction unique, par la méthode combinée de l'aspiration et des injections avec l'appareil de M. Jules Guérin ? Les faits manquent, chez les jeunes sujets, pour élucider cette question. — Serait-on plus heureux par l'emploi exclusif du procédé de ponction aspiratrice au moyen des ingénieux instruments de M. le docteur Dieulafoy ? Dans plusieurs cas où cette dernière méthode a été expérimentée, il a fallu au contraire des ponctions multiples, et chez un petit malade ce n'est point par une seule opération, c'est après trente-trois ponctions successives que la guérison a pu être obtenue.

Chez une fillette de cinq ans qui est actuellement dans mon service, et dont l'empyème remontait à près de cinq semaines, j'ai retiré 250 grammes de pus au moyen d'une ponction aspiratrice, avec un trois-quarts capillaire. Après divers accidents qui ont fait craindre une reproduction du liquide et une complication pneumonique ou tuberculeuse, l'enfant est, au quarante-huitième jour de l'opération, dans une situation relativement satisfaisante : la fièvre est presque tombée, le côté malade s'est déprimé notablement ; il n'y a pas lieu actuellement à une seconde ponction ; et si cette pleurésie purulente n'est pas compliquée de tuberculose, la guérison peut légitimement être espérée.

VIII.

J'ajouterai quelques *préceptes pratiques* pour assurer la guérison chez les enfants. Et d'abord, quel lieu doit-on préférer pour l'opération ? S'il s'agissait d'une incision thoracique, on la ferait au point exactement le plus déclive ; mais, pour la thoracocentèse avec aspiration, on peut ponctionner plus haut. — Généralement il faut, chez les enfants, choisir un point plus élevé que chez les adultes, en raison du volume plus considérable du ventre à cet âge (à gauche le sixième espace intercostal et à droite le cinquième et même le quatrième) : pratiquer l'opération au niveau du septième, c'est s'exposer à blesser le foie qui, comme on le sait, remonte très-haut chez les jeunes sujets.

Aussi, ne saurait-on apporter trop de soins à la délimitation préalable des organes par la percussion : seule, elle peut faire éviter les accidents opératoires, comme aussi de nombreuses erreurs de diagnostic. Dans un cas récent, observé dans le service de mon excellent collègue de l'hôpital, M. Labric, il y avait une pleurésie très-limitée, au voisinage d'un foyer de gangrène pulmonaire consécutif à l'introduction d'un corps étranger dans les bronches ; c'est à la percussion qu'on a dû de ne pas plonger le trois-quarts dans le tissu pulmonaire sain et de pouvoir circonscrire avec précision le siége du mal. C'est elle également qui permet d'apprécier l'épaisseur de la couche liquide, suivant qu'on percute plus ou moins légèrement les parois thoraciques.

Une autre question discutable est celle de savoir si l'on doit ponctionner en avant ou en arrière : chez l'adulte, on a donné la préférence à la partie postérieure du thorax ; mais chez les enfants la commodité du pansement a bien son importance, et lorsque les petits malades, fort défiants, ne voient pas ce qu'on leur fait, on éprouve une grande difficulté à les maintenir tranquilles, surtout si les lavages de la cavité pleurale sont nécessaires. Aussi doit-on avoir égard à ces considérations *enfantines*, et pratiquer de préférence la ponction sur la région antéro-latérale du thorax.

IX.

J'ai montré combien les exemples de guérison de l'empyème par une seule ponction sont rares chez les enfants (et il en est de même chez les adultes, puisque l'on n'en trouve que trois dans le travail très-complet de M. Damaschino (*Thèse d'agrégation*, Paris, 1869). En regard de ces faits, combien pourrait-on en citer où la ponction n'a pu empêcher une mort rapide; combien où le pus se reproduisait; et, les accidents locaux et généraux continuant, il a fallu aviser à une deuxième opération.

Par l'évacuation de la collection purulente, l'organe de l'hématose a été soulagé de la pression qui l'opprimait; l'obstacle à la respiration pulmonaire a été levé comme l'est, par la trachéotomie, l'obstacle à la respiration laryngée; mais le pyothorax n'est point guéri par la ponction pas plus que le croup ne l'est par l'incision de la trachée-artère : dans l'un comme dans l'autre cas, le processus pathologique continue; la membrane séreuse, devenue pyogénique, fabrique une collection nouvelle, ce que démontrent le retonr de la fièvre avec ses hauts chiffres de température et la réapparition des signes physiques de l'épanchement. Une deuxième, puis une troisième thoracocentèse deviennent nécessaires.

Cette méthode des *ponctions successives* doit-elle être préférée chez les enfants? Qu'on pratique l'opération selon le mode habituel de Trousseau avec un trois-quarts ordinaire et la canule de Reybard; que pour modifier les sécrétions de la plèvre on fasse des injections simples (lavages à grande eau) ou médicamenteuses (liqueur de Labarraque, teinture d'iode iodurée, eau phéniquée, etc.) et qu'on laisse écouler aussitôt ou séjourner quelques heures dans la cavité pleurale ces liquides modificateurs, comme le recommande M. Hérard; qu'on accorde la préférence aux appareils de M. Jules Guérin ou de M. Dieulafoy en combinant les injections avec l'évacuation préalable par aspiration; toujours est-il qu'en dépit de ces divers procédés qui ont tous leurs inconvénients et leurs avantages, les choses restent à peu près en état après l'opération et l'occlusion de la plaie : l'abcès pleural est vidé, mais il va se remplir à nouveau et parfois très-vite : après une ou deux semaines, après trois ou quatre jours, c'est un empyème de retour, avec ses fâcheux effets de compression sur les organes respiratoires et circulatoires, avec son influence délétère sur l'organisme ; le bénéfice acquis à la suite de l'opération se reperd chaque fois au moins en partie, et l'opération est à recommencer avec ses chances incertaines d'accidents immédiats ou consécutifs. Chez les enfants où le lieu d'élection pour la thoracocentèse est nécessairement fort circonscrit en raison du petit volume du thorax, comment pratiquer impunément sur un espace aussi étroit 5, 10, 15 ponctions avec un trois-quarts moyen, et jusqu'à 23, en sept mois, comme le fit Legroux chez un petit malade qui guérit nonobstant. Dans ces ponctions multipliées qui portent presque toutes sur le même intervalle des côtes, comment éviter la formation de petits phlegmons, d'ulcérations (quelquefois diphthériques à l'hôpital), de fistules pleuro-cutanées plus ou moins durables.

Plusieurs piqûres ont été innocentes ; êtes-vous sûr que dans une dernière, même en introduisant le trois-quarts vers le même point, vous n'allez pas, les rapports des viscères avec l'épanchement et la paroi thoracique étant changés, blesser un organe jusqu'alors indemne.

Si la thoracocentèse est répétée aussi souvent, il sera bien difficile, même avec les instruments modernes perfectionnés, d'éviter constamment l'introduction de l'air ; cette pénétration si redoutée par quelques opérateurs n'aura pas, à la vérité, d'inconvénients sérieux, surtout si l'air est en petite quantité ; mais celui-ci est dangereux lorsqu'il stagne avec le pus, et c'est justement cette stagnation qui résultera du procédé d'occlusion complète de la plaie après l'opération.

De plus, dans ces pyothorax *à répétition*, les tissus que baigne le pus ne sont pas sûrement garantis, dans l'intervalle des ponctions successives, contre l'action ulcérative du liquide reformé : plus d'une fois, une vomique, et même une fistule pleuro-cutanée qu'on voulait précisément empêcher par l'opération, est survenue malgré la thoracocentèse.

Sans doute, avec les trois-quarts capillaires, les ponctions peuvent être multipliées sur le même espace intercostal sans crainte d'inflammation au niveau des piqûres; s'il y a lésion accidentelle des organes internes, la lésion est semblablement capillaire; par la méthode d'aspiration, l'évacuation de la collection purulente est plus complète, l'introduction de l'air dans la cavité pleurale est plus sûrement évitée. Ce sont certainement là des avantages notables; mais la pratique a montré que l'aspiration est parfois impuissante à évacuer à travers un tube capillaire, un pus épais, à grumeaux demi solides (quant aux fausses membranes il y a impossibilité) : chez une petite malade il ne fallut pas moins de quatre ponctions successives, dans la même séance, pour extraire 750 grammes de liquide.

Avec un trois-quarts ordinaire, la collection purulente est vite évacuée, ce qui m'a paru un bien pour mes petits malades. Les dangers d'une issue trop rapide, déjà signalés par Hippocrate, me semblent avoir été exagérés, et je ne trouve, pour l'empyème chez les enfants, qu'un seul exemple de syncope déterminée par cette brusque évacuation : il a été rapporté par M. Rilliet.

La peur d'accidents qui sont, pour ainsi dire, inouïs dans le pyothorax infantile, ne doit pas faire adopter le précepte de vider imparfaitement la plèvre après la ponction et d'y laisser avec intention une partie du pus. Évacuer la matière septique promptement et entièrement est à mon sens le meilleur *modus faciendi.*

Avec les trois-quarts capillaires, l'évacuation est forcément très-lente à se terminer : c'est parfois un inconvénient dans la pratique, les enfants, naturellement peu dociles supportant avec impatience les lenteurs d'une opération même peu douloureuse.

Un reproche plus sérieux, imputable à la méthode des

ponctions successives, c'est le nombre, quelquefois considérable, d'opérations qu'elle nécessite, et par suite la longueur indéfinie du traitement. J'ai déjà cité le fait de Legroux, où l'on fut forcé d'en pratiquer 23 avec le trois-quarts ordinaire. Il en fallut jusqu'à 33 (avec un instrument capillaire) chez un petit malade dont le traitement chirurgical ne dura pas moins de sept mois et douze jours.

Quand on sait la difficulté que le médecin éprouve à faire accepter aux jeunes sujets une opération même légère et courte, comment espérer qu'ils se soumettront toujours patiemment à une interminable série de 33 thoracocentèses? En dépit du succès qui absout le procédé, je n'oserais compter dans tous les cas, ni de la part d'un enfant, ni de la part d'une mère, sur une aussi héroïque résignation. (J'apprends qu'un petit malade, traité depuis plus d'un an par la méthode aspiratrice des ponctions capillaires et qui n'est pas encore complétement guéri, aurait subi jusqu'à 56 opérations, sans compter les ponctions *sèches !*)

X.

Au lieu de l'évacuation intermittente du pus, je pense qu'il sera mieux d'établir un *écoulement continu.*

Je ne répéterai ni les éloges ni les reproches adressés au *drainage :* en acceptant les uns, M. Chassaignac a vigoureusement repoussé les autres. Quoi qu'il en soit, les services rendus par l'invention de l'habile chirurgien dans le traitement de l'empyème sont incontestables. A l'Hôpital des enfants, M. Labric a souvent employé le drainage et plusieurs succès sont enregistrés dans la thèse de M. Voyet. Je ferai remarquer pourtant qu'il s'agissait, dans ces cas heureux, d'enfants âgés de treize à quatorze ans, c'est-à-dire que, chez eux, les dimensions de la poitrine se rapprochaient assez de celles des adultes. Pour ce qui est des sujets plus jeunes, les espaces intercostaux de leur court thorax me semblent trop étroits pour qu'on y puisse établir un drain ; un trois-quarts, même petit, comble l'espace intercostal qu'il traverse ; à plus forte raison éprouvera-t-on des difficultés très-sérieuses pour faire passer de dedans en dehors le trois-quarts recourbé. Il faut une habileté peu commune, et que M. Chassaignac ne peut donner à tous les opérateurs, pour achever sans danger cette double ponction.

L'établissement d'une fistule pleurale artificielle nous paraît être le meilleur procédé de traitement de l'empyème chez les enfants : l'écoulement incessant du pus, s'il est une cause inévitable d'affaiblissement, n'entraîne point les mêmes accidents que sa rétention ou son évacuation insuffisante. Et, pour obtenir l'écoulement continu de la matière purulente, le mieux est de placer une *sonde à demeure* (non pas d'emblée, mais après une ou plusieurs ponctions). Une petite canule d'argent, recourbée et garnie d'ailettes, assez semblable (sauf le volume) aux canules pour la trachéotomie, me paraît de beaucoup préférable aux sondes de gomme qui, par leur longueur, par leur altération, irritent les parties ; qui, en se coudant, gênent l'écoulement des matières, et qui peuvent même tomber dans la plèvre. Cet accident mentionné par MM. Béhier et Chassaignac, chez un adulte, s'est renouvelé chez un enfant traité par M. Labric ; et du reste, dans l'un comme dans l'autre cas, la guérison n'en a pas moins suivi l'extraction du corps étranger à travers une incision de la paroi thoracique.

Ici, de même que pour le drainage (malgré la prétention contraire de M. Chassaignac), se pose la question des dangers de l'introduction de l'air dans la plèvre ; mais comme je l'ai déjà dit, les craintes que cette pénétration a inspirées sont pour le moins excessives. Sans rentrer dans la discussion des raisons théoriques ou expérimentales données à cet égard, et m'en tenant aux résultats cliniques, j'opposerai à ceux qui regardent l'action de l'air comme si funeste dans les collections pleurales purulentes, les guérisons obtenues par les procédés du drainage, de l'empyème et de la canule à demeure, c'est-à-dire avec des procédés qui permettent tous une libre introduction de l'air. Je confesserai même que plus d'une fois, peu convaincu des graves périls de cette pénétration dans la pleurésie *purulente*, et n'ayant pas sous la main les appareils propres à l'empêcher, j'ai pratiqué directement la ponction de la poitrine avec un simple trois-quarts, recouvert ou non de baudruche. Dans ces cas et dans d'autres aussi, malgré mes précautions, l'abord brusque de l'air dans la cavité pleurale s'est annoncé par le sifflement caractéristique et par les bruits métalliques d'auscultation et de percussion : aucun accident appréciable n'en est résulté, et je pus constater, les jours suivants, que le gaz avait été résorbé sans amener la décomposition du liquide.

La *canule métallique* constitue, selon nous, le procédé de curation le plus simple à la fois et le plus sûr des épanchements purulents de la plèvre. Le manuel opératoire est facile, le contact du métal avec les tissus est d'une innocuité absolue, la canule peut être aisément nettoyée et changée, et elle permet sans gêne sensible pour le petit malade (qui a été ponctionné à la partie antéro-latérale du thorax) les injections détersives dans la plèvre, pratiquées, soit avec l'irrigateur-Éguisier, soit avec le siphon de M. Potain.

Les exemples de guérison par ce procédé ne manquent point. Je rappellerai les faits rapportés par Cruveilhier, par Legroux, Trousseau, etc.

Si j'en juge d'après mes propres observations, l'établissement de la canule à demeure est aussi le mode de traitement qui donne les guérisons les plus promptes, à une condition toutefois, c'est qu'on n'attendra pas trop longtemps et qu'on ne pratiquera pas un grand nombre de ponctions successives avant de mettre en place la canule. Chez le petit malade de Legroux on ne la plaça qu'après la vingt-deuxième ponction et il fallut la laisser encore pendant cinq mois et demi ; chez celui de Trousseau elle ne fut mise qu'après cinq mois et l'on ne put l'enlever qu'après onze autres mois.

De même chez une de mes petites malades que j'opérai dès le premier jour de son entrée à l'hôpital, le pyothorax datait de huit mois, et la guérison ne fut complète qu'après quatre mois au moins.

Voyez, au contraire, dans quelques-unes de mes observations combien la guérison fut relativement rapide, parce que l'opération avait pu ne pas être tardive.

Chez une grande fille âgée de quatorze ans, une première thoracocentèse, pratiquée après six semaines de maladie, donna lieu à l'issue de près de *six litres* de pus. Trois jours plus tard, une deuxième ponction était nécessaire. J'établis dès lors une canule à demeure, et la guérison était complète au bout de deux mois et demi.

Elle se faisait encore moins attendre chez une autre fillette âgée de douze ans (Eugénie Lamare) qui, atteinte depuis près d'un mois d'une pleurésie purulente, avait déjà subi, chez elle, une première ponction quinze jours auparavant. A travers la première plaie qui s'était fermée, puis rouverte, je plaçai immédiatement une canule métallique que l'on put enlever après quarante-neuf jours; et la guérison suivit de très-près.

La plupart du temps, après plusieurs ponctions successives, la persistance des accidents force à établir une fistule permanente; mieux vaut avancer cette opération définitive. Chez une petite malade (Marie L...) âgée de douze ans, dont j'ai rapporté la remarquable histoire (*Bull. Soc. hopit.*, 1865), le renouvellement rapide de la collection purulente nécessita, dans l'espace de cinq semaines, cinq ponctions dont la dernière donnait encore 750 grammes de pus. Une amélioration notable ne fut obtenue qu'après le placement d'une canule à demeure; la guérison tarda encore de quatre mois.

Un dernier avantage du traitement par la canule à demeure, c'est de rendre la plupart du temps inutile l'opération de l'empyème, puisque les lavages dissolvants et détersifs ainsi que la sortie du pus et des détritus sanieux ou gangréneux sont à peu près aussi faciles qu'à la suite de l'incision du thorax. L'*opération de l'empyème* sera d'ailleurs réservée pour ces cas rares (et ils m'ont paru être plus rares chez les enfants que chez les adultes), où les produits morbides ne peuvent, en raison de leur volume, être évacués de la cavité pleurale que par une large plaie thoracique. Pratiqué dans ces conditions, soit secondairement, soit même d'emblée, l'empyème a souvent réussi entre les mains de MM. Barthez et Bergeron.

Je concéderai d'ailleurs volontiers que les exemples précités de guérison par le procédé de la canule à demeure ne sont pas assez nombreux pour qu'on doive lui attribuer une prééminence curative. Fort désintéressé dans la question, puisque je ne suis le père, à mon grand regret, d'aucune invention thérapeutique, je n'ai fait que manisfester mes préférences, et je n'entends en aucune façon décider du mérite comparatif des différentes opérations Dût mon éclectisme déplaire à tous (et c'est le lot ordinaire des éclectiques), je suis disposé à déclarer les divers procédés chirurgicaux à peu près égaux en valeur, je me hâte d'ajouter *suivant les cas*. Les terminaisons heureuses ou fatales de la pleurésie purulente, sans doute un peu modifiées par le choix du procédé opératoire, dépendent avant tout et des circonstances de la maladie elle-même et des conditions du malade.

XI.

En résumé, voici les règles que nous croyons pouvoir tracer relativement au *traitement de la pleurésie purulente* chez les enfants et aux indications de la *thoracocentèse :*

1° Dans les cas *aigus*, si l'épanchement est abondant, et si les phénomènes généraux graves persistent sans amendement, on doit opérer vite, c'est-à-dire dès que l'on a des raisons de croire qu'il y a du pus en foyer. La lecture des observations, d'accord avec l'expérience journalière, montre que les chances de guérison sont en raison directe de la précocité de l'opération.

Une première ponction sera pratiquée avec un trois-quarts capillaire, en évitant l'introduction de l'air au moyen de l'appareil de M. Dieulafoy ou, de préférence, du ballon aspirateur et du petit trois-quarts de M. Potain.

Comme il y a des faits certains de guérison après une ponction unique, bien qu'ils soient très-rares, il convient, après l'écoulement complet du pus, de procéder à l'occlusion de la plaie, avec ou sans lavages préalables de la plèvre.

Si la collection se reforme et s'il survient de nouveaux accidents, on fera une seconde ponction suivie de lavages.

La conduite à tenir ultérieurement dépendra de la marche de la maladie après l'opération. — Si l'épanchement s'est reproduit lentement et en moindre abondance, on peut, se basant sur les succès obtenus après deux ponctions et injections, tenter encore l'occlusion de la piqûre. Mais si la collection s'est reformée, abondante, en quelques jours, après la seconde comme après la première opération, il ne faut plus attendre; et dès lors il est plus sage d'établir une *fistule pleuro-cutanée avec écoulement continu.* Toute tentative nouvelle de thoracocentèse simple est contre-indiquée : elle ne saurait modifier en rien la maladie, et, par contre, elle amène des retards très-préjudiciables à un organisme épuisé. Il en est de l'établissement d'une *canule à demeure* comme de la trachéotomie ; plus on temporise, moins on laissé de chances favorables aux malades.

Une fistule permanente étant nécessaire, il faut, pour l'établir, ponctionner avec un trois quarts à hydrocèle auquel on substitue ensuite une canule d'argent. Cette opération sera faite au point qui nous a paru le plus convenable, à la région antéro-latérale du thorax. — Le *drainage* sera réservé aux enfants plus âgés et aux opérateurs habiles.

L'instrument une fois en place, il sera indispensable de faire des lavages à grande eau et des injections médicamenteuses (décoction de quinquina et chlorure de soude au cinquième, ou solution iodée au dixième). Ces pansements seront répétés une ou deux fois par jour.

Lorsqu'après quelques mois la quantité du pus, devenu séreux, est graduellement réduite à une cuillerée en vingt-quatre heures; lorsqu'il n'est plus possible d'injecter qu'une proportion également minime de liquide détersif qui ressort à peine mélangé, on peut conclure à une rétraction de l'abcès pleural suffisante pour permettre d'enlever sans inconvénient la canule. En effet, la fistule ne tarde pas à se refermer complétement, et, peu de temps après, la guérison est ordinairement définitive.

2° La conduite à tenir dans le cas d'un *pyothorax chronique* est à peu près celle que nous venons d'indiquer pour le traitement du pyothorax aigu. Toutefois, lorsque l'épanchement purulent est de date ancienne, les modifications de structure que présente la plèvre sont trop profondes pour qu'il soit permis d'espérer guérir les enfants avec une ou deux thoracocentèses, même suivies d'injections iodées. Il sera conséquemment indiqué de songer très-vite à placer une *canule à demeure.*

3° Si, dans le cours d'un empyème aigu ou chronique, spontanément terminé par *vomique*, les accidents de purulence continuent, si l'évacuation du pus est difficile et s'arrête, ou si l'on voit survenir un *pyo-pneumothorax*, il vaudra mieux, après une courte expectation, établir une fistule pleuro-cutanée. On aura recours, dans ce but, soit à la ponction suivie du placement d'une canule à demeure, soit même à l'incision de la paroi thoracique.

C'est pareillement à cette incision qu'il faudra procéder si, en raison des signes physiques persistants et de l'évacuation incomplète des liquides accumulés dans la plèvre, l'on soupçonnait la présence de produits épais (fausses membranes ou poches hydatiques), et ne pouvant sortir par la canule métallique.

4° Si l'on croyait, d'après l'ensemble des symptômes, que la pleurésie est *tuberculeuse*, ce ne serait pas une raison d'inaction ; il faudrait, au contraire, opérer ; car un diagnostic positif étant, dans certains cas, presque impossible, l'on ne doit pas laisser échapper une chance de guérison, quelque faible qu'elle puisse être. Quand il y a certitude, le médecin n'a pas encore le droit de rester inactif : si la dyspnée est très-forte, si les phénomènes généraux s'aggravent, il y a tout avantage à intervenir, puisque la terminaison fatale est proche par le fait même de la pleurésie purulente abandonnée à la nature ; l'évacuation de l'épanchement est toujours une condition meilleure pour le malade, et la suppression d'une aussi grave complication pourra au moins retarder une issue funeste.

XII.

Nous venons de montrer qu'il n'y a point de doutes sur les indications curatives de la *pleurésie purulente :* il faut opérer toujours et opérer vite (le liquide étant d'ordinaire abondant, à moins d'adhérences pleuro-pulmonaires, chez les tuberculeux, par exemple).

Examinons si l'on doit agir de même dans les *épanchements séreux* : le traitement de ceux-ci variera considérablement, et il faut distinguer entre les collections séreuses de l'hydropisie et celles de l'inflammation pleurale.

Et d'abord est-il besoin d'intervenir chirurgicalement dans l'*hydrothorax*, c'est-à-dire dans la collection liquide constituée uniquement par de la sérosité pure, telle qu'on la rencontre soit dans l'hydropisie chronique par maladie du cœur (accident assez rare dans l'enfance), soit dans l'hydropisie aiguë par albuminurie scarlatineuse (cause la plus fréquente des épanchements séreux de la plèvre chez les enfants)? Jamais, dans semblable hydropisie (même des deux plèvres), je n'ai eu l'occasion de pratiquer ni de voir pratiquer par mes collègues des hôpitaux d'enfants la thoracocentèse : par cela même que le liquide occupe alors simultanément plusieurs points (tissu cellulaire extérieur, péritoine, poumons, etc.), il n'arrive à remplir la cavité pleurale ni assez complétement ni assez vite pour menacer directement la vie par une compression forte et subite du poumon, et, en conséquence, il n'y a point lieu à une thoracocentèse de nécessité.

D'ailleurs, quel soulagement durable ou efficace pourrait amener l'évacuation du liquide contenu dans une plèvre, alors que la cause de l'hydropisie subsiste dans toute son activité, alors que la dyspnée, l'asphyxie menaçante résultent non pas d'une compression locale, mais d'épanchements multiples étendus aux deux plèvres, au péritoine, au parenchyme pulmonaire lui-même, et souvent aussi au péricarde. La ponction de la poitrine, quand même elle n'entraînerait jamais à sa suite le moindre danger (ce qui est inadmissible), ne serait ici qu'un palliatif tout à fait insignifiant.

En pareil cas, il est évident qu'il faut s'abstenir de la ponction : par leur nature, ces sortes d'épanchements sont d'une résorption très-facile, et, la cause de l'hydropisie cessant ou modérant son action, les accidents auxquels elle avait donné lieu disparaissent bientôt.

Arrivons au traitement des *épanchements séro-fibrineux* de l'inflammation pleurale. Au point de vue des indications de la thoracocentèse, il doit y avoir séparation complète entre les collections liquides de la pleurésie *aiguë* et celles de la pleurésie *chronique ;* il faut même distinguer les pleurésies *primitives* des pleurésies *secondaires*, celles par exemple qui sont une des manifestations du rhumatisme articulaire aigu.

Ces derniers épanchements ne sont pourtant pas sans gravité apparente : ils se forment vite et peuvent en peu de temps atteindre des proportions considérables ; presque toujours ils occupent le côté gauche de la poitrine, ce qui amène un déplacement notable du cœur et des conditions d'hématose d'autant plus défavorables, qu'il existe souvent une endocardite concomitante ; fréquemment aussi ils sont doubles. Malgré ces conditions fâcheuses, c'est un fait d'observation que les collections de cette nature, plus encore que la sérosité de la pleurésie franche, sont susceptibles d'une prompte résolution. Dans ces cas, il y a contre-indication de la thoracocentèse, et parce que l'épanchement n'est jamais purulent, et parce qu'on est à peu près sûr de sa disparition plus ou moins prochaine.

J'en observais tout récemment un exemple frappant chez un petit garçon de douze ans qui, vers le huitième jour d'un rhumatisme articulaire compliqué d'endo-péricardite, fut pris de pleurésie double : le liquide était devenu en quelques jours très-abondant, et néanmoins, trois semaines plus tard, il n'en restait plus trace.

Remarquons en outre que, dans les pleurésies rhumatiques, le processus morbide est encore en pleine action au moment où l'on serait tenté de ponctionner la poitrine, et l'épanchement n'en aurait que plus de tendance à se renouveler, peut-être même à devenir purulent, par le fait du traumatisme.

Dans les inflammations rhumatismales, la péricardite est bien autrement redoutable, et si les *épanchements thoraciques étaient multiples*, c'est la paracentèse du péricarde qui serait plutôt indiquée comme ressource extrême. Si pourtant l'asphyxie paraissait plus directement produite par le liquide pleurétique, et si la vie était menacée, on pourrait avoir recours à la thoracocentèse et ponctionner le côté où la collection séreuse est le plus abondante.

Je reviens à la *pleurésie primitive :* c'est aussi dans des circonstances assez rares qu'il deviendra nécessaire, pour la *pleurésie aiguë* des jeunes sujets, de recourir à la thoracocentèse, afin d'empêcher une asphyxie dépendante de l'abondance ou de la soudaineté de la sécrétion liquide.

La mort par une pleurésie *simple* non purulente ne s'observe pour ainsi dire point dans l'enfance.

Pour ce qui est de la *mort subite* par syncope, survenue par le fait même de l'épanchement, je sais bien qu'on en cite, pour les adultes, des exemples dans toutes les discussions sur la thoracocentèse, et c'est même sur la crainte de ce douloureux hasard que l'on a basé l'indication d'une opération hâtive. Mais, pour les jeunes sujets, cette crainte n'est aucunement fondée, car je n'ai jamais vu un seul de ces cas de mort subite dans la pleurésie infantile, et aucun n'est rapporté dans la thèse de M. Négrié ni dans celle de M. Verliac. Je me trompe : deux exemples de cette terminaison funeste sont à ma connaissance ; l'un est mentionné par M. Verliac, et j'ai été témoin de l'autre ; mais, chez ces deux enfants, la mort subite doit être imputée à la thoracocentèse (faite à titre préventif !), puisqu'elle survint dans les vingt-quatre et quarante-huit heures qui suivirent l'opération, le liquide s'étant vite reproduit en grande abondance.

Comme pour les adultes, ainsi que l'a démontré M. Louis, la guérison dans la pleurésie simple est la règle chez les enfants, règle presque absolue et sans exceptions.

Voyons dans les faits recueillis par nous durant ces dernières années la confirmation de cette proposition favorable : une première série comprend 25 cas, et dans tous la terminaison a été heureuse, sauf un seul où la maladie était consécutive à une fièvre typhoïde.

Dans une deuxième série beaucoup plus forte (153 épanchements pleurétiques), 97 fois la phlegmasie pleurale était simple avec collection séreuse (et unilatérale, 61 fois à gauche et 38 fois seulement à droite) ; sur ces 97 malades, la guérison fut obtenue, sans intervention chirurgicale, chez 93 malades, c'est-à-dire dans la presque totalité des cas, puisque, des 4 enfants qui moururent 3 étaient de petits rachitiques qui succombèrent à des complications pulmonaires, et le quatrième fut emporté par des accidents cardiaques.

Il y a plusieurs raisons à cette bénignité de la pleurésie aiguë simple chez les jeunes sujets : il m'a semblé qu'on observe chez eux moins souvent que chez les adultes ces épanchements énormes, à début latent, qui remplissent tout un côté de la poitrine jusqu'au-dessus de la clavicule et le dilatent avec excès, refoulant en bas le diaphragme et les viscères abdominaux, et horizontalement le cœur et le médiastin. Ce qui est incontestable (et les conditions physiologiques du premier âge rendraient compte de ce fait évident pour les médecins d'enfants), c'est que la résorption du liquide s'effectue chez les jeunes pleurétiques avec plus d'activité et de promptitude ; bien des fois j'ai vu des épanchements, après être restés stationnaires quelques jours, se résorber de moitié en quarante-huit heures. Je trouve dans les observations de pleurésie avec guérison dont je parlais tout à l'heure, que la résorption du liquide séro-fibrineux était complète deux fois en moins de quinze jours (quoique, dans l'un de ces cas, la plèvre fût remplie aux deux tiers, et, dans l'autre, en totalité) ; deux fois presque tout le côté était plein, et pourtant la guérison ne se fit pas attendre plus d'un mois; enfin elle était complète en six semaines, dans un cas où la pleurésie était double.

De même pour les faits de notre deuxième série : la guérison, qui est l'issue naturelle de la maladie, s'est produite avec une promptitude remarquable; dans cette statistique, je vois que les cas où la durée de l'affection n'a guère dépassé deux et trois septénaires sont assez fréquents; et que plusieurs enfants, récemment atteints de pleurésie assez intense et même de pleuro-pneumonie, ont quitté la salle guéris après une à deux semaines.

La longue observation de M. Barthez relativement à la bénignité de la pleurésie simple aiguë est en accord parfait avec la nôtre : M. Verliac (qui a eu à sa disposition 320 faits de pleurésie recueillis pendant onze années dans le service hospitalier de notre collègue), ne rapporte aucun cas mortel, et il ajoute : « Je pourrais citer une dizaine de faits dans lesquels la ponction aurait paru urgente, à cause de l'abondance du liquide : elle a été rejetée parce qu'il n'y avait pas de dyspnée, et l'on n'a eu qu'à s'en applaudir; au bout de peu de jours, la résolution arrivait et la guérison était rapide et complète, même chez des enfants de chétive apparence. »

Résorption plus facile de la sérosité épanchée, moindre fréquence des épanchements énormes et soudains, et de là, gravité moindre du pronostic; rareté excessive de la mort subite, même dans la pleurésie gauche; telles sont les raisons pour lesquelles il n'y a presque jamais lieu de pratiquer la ponction dans les pleurésies aiguës simples de l'enfance.

Cependant il ne faudrait pas proscrire systématiquement la thoracocentèse : il se présente, dans les pleurésies primitives comme dans les secondaires, des circonstances où elle est formellement indiquée. Si l'on n'a pu modérer l'acuité du processus phlegmasique par un traitement antiphlogistique proportionné au jeune âge des sujets et à la faiblesse de leur constitution (une ou deux petites saignées de 60 à 250 grammes); si, malgré les purgatifs doux, les préparations de digitale, les diurétiques (1 à 4 grammes d'azotate ou d'acétate de potasse) et les vésicatoires, l'épanchement séreux s'accroît rapidement et est considérable; si, par suite de cette vaste collection, surtout quand elle est située à gauche avec forte ectopie du cœur, il y avait menace d'asphyxie (et principalement si l'on craignait la purulence), on devrait pratiquer la ponction de la poitrine; l'opération serait alors *de nécessité* comme dans l'empyème : par une brusque évacuation du liquide l'obstacle mécanique à la respiration est levé, et ce danger immédiat écarté, le traitement médical peut avoir ensuite une action plus efficace. Mais, je le répète, il ne faut pas ponctionner précipitamment le thorax par peur des prétendus périls que la pleurésie ferait courir aux enfants, et, chez eux plus encore que chez les adultes, toute opération doit être justifiée par l'urgence.

L'intervention chirurgicale sera plus opportune dans les grands épanchements de la *pleurésie* passée à l'état *chronique.*

Lorsqu'après trois semaines, un mois, et à plus forte raison six semaines et deux mois, on ne constate aucun changement dans la quantité du liquide pleural (ordinairement facile à résorber); quand la matité remonte jusqu'à la clavicule en avant et y persiste; quand la mensuration du thorax montre que les lignes de niveau restent invariablement à la même hauteur et que la circonférence de la poitrine ne diminue point, on doit se décider à une action plus énergique; il serait inutile de continuer le traitement médical dans la vaine espérance de voir le liquide se résorber et le poumon, longtemps aplati contre la colonne vertébrale et tapissé de pseudo-membranes épaisses, revenir à une ampliation suffisante. Ce qu'il faut craindre et empêcher, ce sont les fâcheux effets sur l'hématose d'une compression prolongée du poumon; ce sont les déviations latérales du rachis et consécutivement du bassin, chez les petits malades dont les os sont encore mous et flexibles.

On doit alors opérer parce que la pleurésie ayant duré longtemps déjà, doit par cela même durer longtemps encore, et parce que, dans l'évolution ultérieure de la phlegmasie, l'épanchement est susceptible de devenir purulent, à supposer qu'il ne le soit pas déjà.

Rappelons-nous, en effet, qu'on n'observe point, chez les enfants, de vaste épanchement séreux qui soit attribuable à la *pleurésie chronique simple :* je n'en ai jamais rencontré un seul exemple, ni M. Barthez non plus, si j'en crois la thèse de M. Verliac. Lorsque chez un petit malade la pleurésie passe à l'état chronique, lorsque la collection liquide persiste au delà de deux ou trois mois tant soit peu abondante, on peut en conclure, d'une manière à peu près certaine, qu'il s'agit d'un pyothorax.

Dans ces dernières conditions, ainsi que dans les cas d'urgence précités, c'est évidemment la thoracocentèse qui constitue le plus sûr mode de curation. — J'ai cru devoir la pratiquer, en raison d'accidents graves, chez cinq malades atteints de pleurésie simple : trois fois la guérison fut obtenue assez rapidement malgré l'abondance de l'épanchement, et la durée de la maladie fut notablement abrégée. Une fois la collection séreuse devint purulente par le fait du traumatisme et l'enfant mourut. Chez le cinquième opéré, la collection liquide se reproduisit, et je ne sais ce qu'il en advint le malade ayant été emmené par sa mère.

XIII.

Autant je suis partisan convaincu de la thoracocentèse dans les pleurésies purulentes et autant je reconnais alors les avantages d'une prompte action chirurgicale, autant je suis disposé à m'abstenir et à me borner au traitement médical, dans les pleurésies avec *épanchement séreux :* la clinique infantile nous ayant démontré le peu de gravité de ces phlegmasies pleurales, j'hésite à tenter une opération qui n'est pas, quoi qu'on ait dit, exempte de tout risque.

Sans doute, il y a beaucoup d'exemples de guérisons complètes et rapides par la thoracocentèse, et tout récemment je l'ai moi-même pratiquée avec succès dans le cours d'une pleurésie à symptômes graves dont la durée fut très-abrégée par l'opération.

Mais malgré ces faits heureux et quel qu'en soit le nombre, est-ce une raison pour innocenter la ponction de la poitrine d'une manière absolue, et pour nier les conséquences parfois funestes du traumatisme? Que les dangers auxquels la thoracocentèse expose les malades soient peu de chose au prix de ses avantages, je le veux bien : mais pour être exceptionnels, ils n'en ont pas moins de réalité.

On voit une première ponction donner issue à de la sérosité simple, et la seconde à du pus, quelques jours après : peut-on prétendre que l'opération n'ait été pour rien dans la transformation de l'épanchement?

M. Chassaignac a commencé, devant l'Académie, un chapitre qu'il propose d'intituler : « De la thoracocentèse comme cause des épanchements purulents dans la plèvre »; il serait possible de grossir ce chapitre avec les observations qui se trouvent dans les ouvrages mêmes des partisans de la thoracocentèse. Ainsi M. Moutard-Martin rapporte des exemples de cette transformation. Trousseau ne dissimulait pas non plus des mécomptes analogues. Une observation de la thèse de M. Voyet a trait à un enfant qui succomba quarante-huit heures après l'opération, par suite de la reproduction du liquide pleural et de coagulations sanguines formées dans le cœur : à la nécropsie, on trouva un liquide louche, quand deux jours auparavant c'était une sérosité citrine qui avait été évacuée. — J'ai publié l'observation d'une petite fille agée de 12 ans (Marie Caye), que j'opérai pour une pleurésie séreuse : à la seconde ponction, l'épanchement en récidive était purulent et l'enfant mourut six semaines après.

Les défenseurs quand même de la thoracocentèse répondent que la transformation purulente de la pleurésie est imputable aux progrès mêmes de l'inflammation, et qu'elle s'opère tout naturellement par la multiplication des leucocytes contenus dans tout épanchement phlegmasique. Je suis, au contraire, frappé de ce fait que, chez les jeunes sujets, l'on voit rarement la pleurésie simple tourner lentement et par degrés à la purulence, et que les empyèmes se produisent habituellement d'emblée.

Je ne crois donc pas que le médecin puisse ainsi rejeter sur l'évolution normale de la maladie la responsabilité d'une intervention intempestive ou malheureuse.

Mais, dira-t-on, cet accident du traumatisme, possible alors qu'on se servait de gros trois-quarts pour la ponction de la poitrine, n'est plus à craindre depuis l'invention des trois-quarts capillaires et des instruments perfectionnés qui empêchent l'introduction de l'air (dont je reconnais l'influence nuisible dans les épanchements séreux). Je veux bien admettre théoriquement l'innocuité, au point de vue de la purulence, des ponctions capillaires ; mais la question ne peut être jugée que par les faits, et les faits ne sont pas encore assez nombreux, pour les enfants du moins.

XIV.

Si la thoracocentèse ne doit pas, selon nous, être acceptée, chez les jeunes sujets, comme méthode générale de traitement des pleurésies séreuses; si nous avons présenté des objections que nous croyons justes à son emploi immodéré dans les grands épanchements, que sera-ce donc si l'on veut l'appliquer aux *épanchements de médiocre volume*, comme le propose M. Béhier et comme le faisait jadis Aran, thérapeute excessif, qui se vantait à l'hôpital Saint-Antoine de pratiquer deux thoracocentèses par semaine ? A quoi bon ponctionner la poitrine alors que la collection séreuse étant si peu considérable, il n'y a presque point de troubles fonctionnels, point d'accidents immédiats ou prochains, pas de complications pulmonaires à craindre ? Pourquoi cette hâte, pourquoi un traitement risqué, dans une maladie simple où la guérison naturelle ne se fera point attendre ?

Mais, suivant notre collègue, on ne peut jamais savoir au juste, malgré les données de la percussion et de l'auscultation, combien de liquide est contenu dans une plèvre ; souvent il en a retiré, par le trois-quarts aspirateur, « des quantités bien supérieures à ce qu'il pouvait supposer raisonnablement » ; et l'on est, partant, mal renseigné sur la durée probable de la maladie et sur le pronostic.— Chez les enfants, l'appréciation du volume vrai d'une collection pleurale est, au contraire facile, et la percussion fournit à cet égard des renseignements précis. Qu'importe, du reste, que le médecin méconnaisse quelques dizaines de grammes de liquide, si le petit malade n'en est pas gêné? On peut affirmer qu'un épanchement qui échappe à une percussion et à une auscultation attentives, est en réalité un très-médiocre épanchement; si, en même temps, les désordres fonctionnels sont peu marqués, c'est que la collection est à la fois petite et purement séreuse, et qu'en conséquence la maladie est et restera sans gravité.

En relisant avec soin les observations particulières de thoracocentèse, on voit, chez les enfants comme chez les adultes, que des erreurs de lieu ont été souvent commises (sans compter les ponctions dites sèches, frustes, etc.). Chez plus d'un malade, le trois-quarts a pénétré dans le péritoine, dans le foie et surtout dans le poumon. On s'exposerait grandement, dans certains cas de pleurésie infantile, à la piqûre du tissu pulmonaire, si l'on n'était fort réservé à l'endroit de l'opération elle-même et très-attentif au *modus faciendi*. Car c'est presque exclusivement chez les jeunes sujets que l'on rencontre des lésions pulmonaires ou pleurales insolites (transformation caséo-tuberculeuse de tout un lobe inférieur, carnification, etc. ; infiltration tuberculeuse de la plèvre coiffant le poumon d'une coque épaisse d'un centimètre et plus); et ces lésions peuvent simuler parfaitement un épanchement pleural par leurs signes physiques (matité complète, silence du murmure respiratoire ou souffle bronchique); des ponctions dans des cas semblables, et il en a été fait, seraient tout au moins intempestives.

C'est parfois dans un kyste hydatique du poumon, de la plèvre ou même du foie, qu'a pénétré le trois-quarts destiné à un épanchement pleurétique (heureuse erreur, du reste, puisque la ponction est le mode curatif par excellence de ces kystes). J'en ai observé un bien curieux exemple à l'hôpital dans le service de mon collègue et ami M. Labric : un garçon de treize ans et demi présentait les signes les plus caractéristiques en apparence d'un vaste épanchement pleural; la ponction donna issue à 1,200 grammes de sérosité très-limpide, où l'on retrouva de nombreux crochets d'échinocoques; survint un pyo-pneumo-thorax, puis une vomique, un mois après l'opération : la fistule pleuro-bronchique finit par s'oblitérer neuf mois plus tard, et la guérison était complète après trois autres mois.

D'autres fois, l'instrument a pénétré dans le péricarde alors que l'opérateur croyait uniquement traverser la plèvre ; c'est ce qui est arrivé à M. Béhier lui-même (*Bullet. des hôp.*) dans un cas où il y avait simultanément péricardite et pleurésie, et aussi à M. Labric, chez un petit malade, âgé de six ans et demi, que l'on regardait comme atteint de pleurésie et qui avait une péricardite avec épanchement énorme (1070 grammes de sérosité purulente, évacuée par une ponction à la région antéro-latérale du thorax). — La mort des deux opérés doit, d'ailleurs, être imputée à la maladie, double chez le premier et exceptionnellement grave chez le second, et non point à cette paracentèse inconsciente du péricarde.

M. Marrotte, dans son intéressante communication, nous a signalé la fréquence de la piqûre du poumon dans la thoracocentèse ; cette fréquence, la plupart des opérateurs la reconnaissent, et M. Dieulafoy tout le premier, dont le trois-quarts aspirateur, à la pointe acérée au-devant de laquelle se porte le poumon pendant l'évacuation du liquide, me semble un instrument particulièrement propre à cette blessure ; ils ajoutent à la vérité, en manière de consolation, que la piqûre du poumon est parfaitement insignifiante et qu'elle n'est jamais suivie d'accidents. Ici encore je réclame, avant d'accepter cette assertion optimiste, une statistique rigoureuse, et cette statistique fait encore défaut, les prôneurs outrés d'une opération ou d'une médication nouvelles ayant la triste habitude de proclamer bien haut leurs succès et de garder sur leurs revers un *silence prudent*.

Si, dans les grands épanchements de la plèvre, des erreurs de diagnostic ont été parfois commises, et par des maîtres ; si des lésions d'organes intérieurs n'ont pu être évitées alors que la thoracocentèse était pratiquée par des mains habiles, combien dans la pleurésie avec épanchement médiocre seront plus nombreuses les chances de méprises dans la diagnose et d'accidents sérieux dans l'opération! — Ponctionner la poitrine dans les épanchements moyens ou petits, c'est ne satisfaire à aucune indication positive. Que veut-on obtenir? L'abrégement de la durée de la maladie ; or, cette durée est d'importance tout à fait secondaire, puisque (nous l'avons surabondamment prouvé) la pleurésie simple, et surtout celle où la collection séreuse est petite, guérit toujours et en peu de temps par la médication ordinaire. Agit-on pour prévenir le développement ultérieur des tubercules ; mais la ponction n'a point le pouvoir d'empêcher (ni de hâter) l'éclosion de la tuberculose.

Préconiser à tout propos l'emploi du trois-quarts et prescrire l'opération pour toute espèce d'épanchement et quel qu'en soit le volume, c'est mettre une arme dangereuse dans n'importe quelle main guidée par n'importe quelle intelligence.

Et maintenant, si je voulais résumer en une phrase les préceptes relatifs à la thoracocentèse dans la pleurésie de l'enfance, je dirais : dans le pyothorax, il faut opérer *toujours ;* dans la pleurésie séreuse, *rarement* pour les grands épanchements, *jamais* pour les épanchements médiocres.

Je répète *jamais* pour les épanchements séreux médiocres : car sous prétexte de guérir plus vite et plus sûrement une maladie dont la cure spontanée est certaine et prompte, gardons-nous d'instituer un traitement qui pourrait (la chance n'en fût-elle que minime) devenir périlleux ; proposer la thoracocentèse dans la pleurésie simple avec épanchement petit ou moyen, c'est proposer un remède plus dangereux que le mal ; et puisque notre éminent et très-affectionné collègue possède si bien son La Fontaine et qu'il en use si volontiers, qu'il me permette de rappeler à son souvenir certain apologue à l'adresse des amis dangereux et des thoracocentésistes trop pressés, l'apologue de *l'Ours et de l'amateur des jardins.*

Paris. — Imprimerie de E. Martinet, rue Mignon, 2.

www.ingramcontent.com/pod-product-compliance
Lightning Source LLC
LaVergne TN
LVHW021527140926
848035LV00047B/1227
* 9 7 8 2 0 1 4 1 0 8 0 4 0 *